AF403897

NOTICE

SUR LE

DIAGNOSTIC ET LE TRAITEMENT

DES

COLIQUES HÉPATIQUES

PAR CONCRÉTIONS BILIAIRES

Par M. le Docteur DUPARCQUE,

CHEVALIER DE LA LÉGION-D'HONNEUR, MEMBRE RÉSIDENT, EX-PRÉSIDENT
DE L'ATHÉNÉE DE MÉDECINE ET DES SOCIÉTÉS DE MÉDECINS DE
PARIS, DE L'ASSOCIATION DES MÉDECINS ET DE LA
COMMISSION D'HYGIÈNE ET DE SALUBRITÉ DU
3ᵉ ARRONDISSEMENT; MEMBRE CORRES-
PONDANT DE L'ACADÉMIE D'AMIENS,
DES ACADÉMIES DE MÉDECINE
DE TURIN, BORDEAUX; .
ETC., ETC.

PARIS.

IMPRIMERIE JULES-JUTEAU, RUE SAINT-DENIS, 341.

1860.

NOTICE

SUR LE

DIAGNOSTIC ET LE TRAITEMENT

DES COLIQUES HÉPATIQUES

PAR CONCRÉTIONS BILIAIRES,

Par M. le Docteur DUPARCQUE,

(Mémoire lu à la Société de Médecine de Paris, séance du 17 août 1860).

J'ai produit en 1844, un mémoire ayant pour titre : *Observations sur le diagnostic et le traitement des concrétions biliaires*, travail imprimé par décision de la Société de médecine de Paris, dans le recueil de ses travaux. (*Revue Médicale* 1844, page 507.)

Ce travail avait pour but spécial :

1° De signaler un épiphénomène très remarquable, dont personne encore n'avait fait mention, lequel ne s'étant présenté à mon observation que dans des cas afférents aux coliques hépatiques par concrétions biliaires, m'avait paru pouvoir venir en aide au diagnostic de ce genre d'affections ;

2° De faire connaître une modification au remède de Durande, en ayant tous les avantages consacrés par l'expérience, sans avoir les inconvénients plus ou moins graves, et les dangers justement reprochés à ce dernier médicament.

L'éphiphénomène consiste en un spasme clonique commençant par le côté droit de l'abdomen, et accusé par des mouvements brusques, vifs et alternatifs de contraction et de relâchement, d'élévation et d'abaissement ; véritables secousses convulsives du flanc droit, qui bientôt gagnant le membre inférieur correspondant et s'étendant ensuite, toujours de ce côté seulement, à la poitrine où elle rend la respiration irrégulière, embarrassée, saccadée, et de là, au membre, au cou, à la tête et au membre supérieur. Tout-à-coup, les fonctions cérébrales se troublent, se suspendent, le malade tombe dans l'assoupissement ; et à l'agitation spasmodique succède une résolution des membres convulsés.

Cette sorte d'hemi-eclampsie se renouvelle par accès, avec et comme les coliques hépatiques.

Cet épiphénomène nous l'avions observé quatre fois sur treize cas de rétention de bile par concrétion biliaire.

Rappelons ces faits par une courte analyse :

1ʳᵉ *Observation* 1820. — ..... femme de vingt-six ans. Le 2 mars, accès de coliques hépatiques à courtes intermissions ; eructations, nausées ; vomissements ; anxiétés extrêmes ; vésicule du fiel pleine, tendue et saillante de plus de deux pouces au-dessous du rebord des côtes. C'était l'époque des règles qui faisait défaut (sangsues, etc.) Persistance des accidents. Pendant la nuit les accès provoquent des secousses convulsives qui, du flanc droit s'étendant à tout le côté, avaient quelque chose d'effrayant. Le Dʳ Riembaux pratique une forte saignée et prescrit une potion diacodée. Assoupissement, vers minuit, de quelques minutes, après lequel la malade reprenait complétement connaissance.

Le 3, persistance des accidents ; douleurs et sensibilité du côté plus intenses ; tumeur cystique plus développée. (Potion d'huile de ricin et d'éther éducorée), mixture que j'avais déjà maintes fois expérimentée avec succès dans des cas de coliques hépathiques, en remplacement du fameux remède de Durande.

Les vomissements sont arrêtés dès les premières cuillerées prises de demi-heure en demi-heure, puis selle abondante ordinaire suivie de plusieurs évacuations de matières liquides verdâtres dont la surface était couverte de larges yeux huileux, comme la graisse sur le bouillon chaud, d'un vert d'émeraude et, au centre desquels

surnageaient aussi des débris de concrétion de même couleur, adi-
pocireuses ; quelques-unes s'écrasaient sous la pression des doigts,
d'autres offraient plus de résistance. Dès ce moment tous les accidents locaux et généraux avaient disparu.

2me *Observation* 1824. —̃ .. ... femme de quarante-trois ans,
tempérament nervoso-bilieux. Le 11 mai, douleurs sourdes et
profondes dans l'hypocondre droit, retentissant dans l'épaule,
nausées, vomissements.

Dans la nuit du 12 au 13, accès de douleurs plus aiguës, poi-
gnantes, hoquet fatigant, éructations, efforts violents de vomissements des boissons, ou sans résultat.

Le 13, dès six heures du matin, chaque accès de douleur accom-
pagné d'hemi-convulsion du flanc droit et de la poitrine... foie
hypertrophié, vésicule distendue allongée jusque près de la crête
iliaque, constipation ; urines peu abondantes d'un jaune rosé. (Qua-
rante sangsues, cataplasmes, chiendent, lavement huileux.)

Le soir, rien de changé ; vingt sangsues à l'anus, limonade
gazeuse, bain de deux heures.

Le 14, anxiété inexprimable, vomissement même de l'eau
froide prise par cuillerée, conjonctives jaunes ; urines couleur d'a-
cajou. — (l'otion oleo éthérée). A midi toute la potion avait été
prise, les vomissements avaient cessé dès la seconde cuillerée ; coliques hépatiques plus faibles, secousses convulsives complétement
suspendues, deux selles abondantes ordinaires avec traces de l'huile
ingérée ; mais le foie restait hypertrophié et la vésicule également
distendue.

A sept heures du soir, ictère plus intense, les vomissements étaient
revenus. Potion dans les proportions de deux scrupules d'éther
pour une once d'huile de ricin, à prendre en deux fois à une heure
d'intervalle. Peu d'instants après l'ingestion, coliques et évacuations
répétées qui remplirent le tiers d'un vase de nuit.

Le 15, les matières évacuées ont la consistance de pâte liquide
verdâtre, couverte d'yeux d'huile verte et de concrétions, dont une
avait le volume et la forme d'une petite olive. Vésicule réduite de
plus des trois quarts, insensible à la pression. Foie hypertrophié et
sensible, pouls plus développé (vingt sangsues, même mixture).

Le 15, les évacuations bilieuses continuent, mais sans concrétions.

La vésicule est effacée ; foie toujours développé (onction mercu-rielle), selles séreuses.

16, anxiétés, palpitations, extrémités froides, pouls tremblottant; bouillon de poulet : rétablissement ; le foie néanmoins reste hypertrophié. Le 17, large vésicatoire, résolution progressive.

3me *Observation* 1844. — .....femme, 27 ans, replète, tempérament sanguin, très irritable, a eu six enfants à de longs intervalles. Douleurs avec sentiment de constriction dans le côté droit, éructations fatigantes, vomissements, jaunisse pendant une de ces crises, attribuées à des vents dans l'estomac.

Le 25 février, douleurs hépatiques avec exacerbations violentes, vomissements, éructations bruyantes, spasmes cloniques du côté droit, pendant huit à douze minutes ; perte de connaissance rappelée bientôt par le retour des douleurs, pendant lesquelles la respiration est bruyante, avec explosion de cris saccadés.

A midi, l'embonpoint empêche de constater l'état du foie et de la vésicule ; seulement la pression est très douloureuse ; saignée, potion laudannisée et sans résultat ; quinze sangsues à l'anus sans plus de résultats. Potion oleo éthérée.

La première cuillerée est vomie (de sept à huit heures du soir), les autres supportées ; à partir de minuit, évacuations de cybalas au milieu de matières de même aspect, composition et nature que dans les faits précédents ; calme, retour prompt à la santé.

4me *Observation* 1843. — .....femme de 27 ans, très maigre, sujette à l'ictère, particulièrement à la suite d'accès de colère.

15 juin au matin, explosion subite de douleur si vive dans la région du foie, que la malade en pousse des cris effrayants et tombe sans connaissance. La colique hépatique continue par crises avec le cortége de vomissements, et de plus les spasmes cloniques absolument comme chez les malades précédents. Potion diacodée prescrite par un pharmacien.

A deux heures, je trouve la vésicule du volume et de la forme allongée d'une poire de bon chrétien. Les douleurs, ce que la malade appelait ses crampes, suspendaient, disait-elle, celles atroces du foie. Potion oleo éthérée par cuillerées répétées. Elle est tolérée, consommée en deux heures. Vers les dernières, le ventre se tendit, se ballonna avec coliques et évacuations comme dans les faits précédents. La malade entra immédiatement en convalescence, mais depuis notre publication elle a été en proie aux mêmes symptômes hépatiques, mais sans rétention de bile, sans traces consécutives de concrétions. L'engorgement concommittent du foie devenait de plus en plus persistant, malgré les fondants, les alcalins ; il ne céda définitivement qu'aux cautères successivement appliqués au nombre de six sur l'hypochondre.

Depuis la publication de ces faits, j'ai perdu de vue le sujet de la première observation. Le sujet de la deuxième observation a succombé à un cancer du sein dont elle portait alors déjà le principe glanduleux. La troisième malade est morte en couches de son septième enfant ; la quatrième, longtemps valétudinaire, mais sans rien ressentir de son ancienne maladie, du moins sous forme aiguë, a, ai-je appris, succombé à une hydropisie abdominale.

Dans cet intervalle de seize ans (de 1844 à 1860), nous avons observé un nouveau cas de hémi-éclampsie droite, sur quatre, de coliques hépatiques avec rétention de bile dans la vésicule du fiel.

5e *Observation*. — Madame L..., tempérament nerveux ; brune ; âgée de 36 ans. Sa santé excellente fut, dans le courant de 1852 à 1853, cruellement mise à l'épreuve par de tristes et profondes émotions morales. Il n'en résulta d'abord que quelques névralgies erratiles se portant particulièrement et plus souvent sur la région épigastrique. Mais rien d'abord qui pût faire soupçonner quoi que ce soit vers l'organe sécréteur de la bile. Depuis une huitaine seulement et à la suite d'une mauvaise digestion, la malade éprouvait dans la région du foie un sentiment désagréable, incommode, comme de pesanteur, lorsque le 4 mars 1852, elle fut prise le matin, après une nuit anxieuse, avec sentiment de douleurs profondes, de douleurs aiguës, atroces dans l'hypocondre droit, s'irradiant le long du rachis avec hoquets, vomissements violents, symptômes de colique hépatique qui, après une grande heure ou une demi-heure de durée, se modéraient sans disparaître complétement pour se réveiller avec une intensité croissante. Il s'y joignit bientôt des mouvements convulsifs. Le Dr Mavré, appelé en mon absence, avait pratiqué une forte saignée du bras. Potion de quinine, lavement laudannisé, eau de seltz. Pas de résultat. A onze heures, vingt sangsues appliquées sur le côté non sans difficultés, à cause des secousses convulsives.

A midi, je vis et trouvai la malade en proie à une recrudescence. Je fus bientôt témoin des secousses convulsives qui ne frappaient que le côté droit, et offraient absolument les mêmes caractères que ceux que j'avais observé dans des cas semblables. Aussi, et avant d'examiner la malade, l'idée me vint qu'il devait y avoir distention de la vésicule du fiel ; en effet, je la trouvai saillante, rénittente, très sensible à la pression. Le foie dépassait le rebord des côtes de quelques centimètres ; le lobe moyen plus accessible, paraissait plus tuméfié ; conjonctive ictérique. On avait jeté les urines très rouges, me dit-on, et dont les traces laissées dans le vase dénotaient la présence de la bile.

Pendant la demi-heure nécessaire pour formuler et faire préparer la potion éthérée, une crise revint ; une autre une demi-heure plus tard, après l'ingestion de quatre cuillerées de la potion, dont la première fut vomie. Mais dès ce moment les efforts des vomissements, le hoquet, les mouvements convulsifs s'apaisèrent.

Le soir, vers sept heures, calme parfait. Il y avait eu de nombreuses et abondantes évacuations, dont la surface était couverte comme d'une couche d'huile vert-émeraude, parsemée de concrétions de même couleur, semi-transparentes, de volume varié, mais dont les plus volumineuses étaient comme des pistaches.

Je fais grâce de la description détaillée des suites en rapport avec l'état de congestion inflammatoire du foie, ictère progressif, matières stercorales décolorées, etc., ainsi que du traitement, celui que l'on emploie généralement en pareil cas : cataplasmes, laxatifs, diète, puis régime tenu. Convalescence complète du 20e au 25e jour. Néanmoins, je tiens la malade à l'usage de l'eau de Vichy et des bains alcalins.

Depuis et nonobstant, madame L. a été sujette à des retours d'accidents hépatiques, avec les symptômes de congestion plus ou moins vivement inflammatoires ; mais jamais plus ne s'est reproduit l'épiphénomène hémi-eclampsique. Il est vrai que jamais non plus il n'est resurvenu ni rétention de bile, ni évacuation subséquente de bile épassie ou concrète. Mais, à chaque attaque, presque toujours suite d'écarts relatifs du régime, de refroidissements, de fatigue, et surtout d'émotions morales, la convalescence était de plus en plus tardive. Je la soignai pour quelques-unes seulement ; la malade étant allée séjourner dans sa ville natale, revenait rarement à Paris.

J'avais proposé, il y a quatre ans, l'application de plusieurs cautères sur l'hypocondre, qui furent refusés... Enfin, revenue se fixer à Paris en 1856, à la suite d'un 5e ou 6e accès arrivé en novembre, le foie, restant hyperthrophié au point de dépasser le rebord des côtes de 3 à 4 centimètres, j'insiste sur la nécessité des cautères qui, cette fois, sont acceptés. Il sont entretenus jusqu'en janvier 1857; bien que la résolution ait paru complète depuis plusieurs mois. Tout alla bien jusqu'en 1859. Le traitement alcalin continué, abandonné et repris pour le continuer par précaution jusqu'en automne 1858, fut alors suspendu. Jamais la santé n'avait été aussi florissante.

En février 1859, nouvelles émotions : ressentiment de douleurs sourdes dans l'hypocondre, digestions pénibles, crampes très intenses d'estomac, inquiétude, perplexité extrême, rien cependant du côté du foie. La malade demande la réapplication d'un cautère... Je n'en vois pas la nécessité : bains, frictions opiacées, eau de soultzmath, le sous-nitrate de bismuth, le sulfate de quinine, apportent du soulagement ; mais rien n'empêche le retour assez fréquent d'accès de gastralgie... La malade va à Vichy. Les accidents gastralgiques augmentent. M. Durand Fardel, à qui je l'ai recommandée, fait suspendre l'usage de l'eau de la grande grille, la remplace par celle de l'hôpital, en quantité modérée, avec insistance pour les bains ; soulagement.

Retour à Paris, après une saison de bain de vingt-cinq jours. La gastralgie revient ; il s'y joint une teinte ictérique des conjonctives. La région du foie est sensible à la pression, sans cependant d'apparence d'engorgement appréciable. J'étais absent. La malade effrayée se fait poser un cautère ; depuis, la santé est rétablie complétement. La coïncidence de congestions hépatiques, même d'inflammation plus ou moins aiguë du foie avec les coliques hépatiques par concrétions et rétentions de bile dans la vésicule du fiel, et dont nos observations 4e et 5e offrent des exemples, se montre assez fréquemment dans les autres cas de concrétions ou calculs biliaires. Souvent, en effet, cette première attaque semble introduire ou laisser une prédisposition aux retours des accidents hépatiques, bien que rien ultérieurement n'indique le renouvellement de la cause ou coïncidence primitive, la formation et la présence de calculs ou concrétions biliaires. Ces faits que nous avons bien des fois constaté dans notre pratique, on en voit de nombreux exemples parmi les observations recueillies par M. Fauconneau, et plusieurs de celles qui lui sont propres en témoignent également. Nous citerons particulièrement les observations IV, V et VIII de sa dernière publication.

Soit dans ces circonstances, soit dans les cas d'hépatite essentielle qui affecte particulièrement l'âge adulte, et plus particulièrement encore les femmes, on observe fréqnemment ces fâcheuses dispositions aux récidives, ou leur passage à l'état chronique. Les cautères, sur l'hypocondre, nous ont paru, dans ces cas, le plus puissant comme le plus efficace des moyens de traitement résolutif et préservatif; ce qui, du reste, n'empêche pas le concours des autres, comme les eaux de Vichy, etc.

Nous ne saurions donc trop appeler sur ce moyen thérapeutique l'expérimentation des praticiens qui nous pardonneront de nous être détourné de l'objet principal de ce mémoire auquel nous revenons.

L'hémi-eclampsie dans la colique hépatique est assez rare, puisque je ne l'ai signalé que sept fois sur treize, et ensuite une sur cinq.

M. Fauconneau Dufresne qui, dans son *Traité de l'Affection calculeuse du foie*, avait simplement rapporté nos observations, les rappelle dans sa récente publication pour s'étonner que j'aie pu observer quatre fois *de suite* sur treize cas ce phénomène, tandis « qu'il n'a rien observé de ce genre dans les 130 observations qu'il » a pu réunir et quc ont servi à composer son traité. »

On peut remarquer d'abord que ce n'est pas coup sur coup que j'ai observé ces faits, comme le suppose mon honorable confrère, mais à d'assez longs intervalles. La première observation est de 1820 ; la seconde, de 1824 ; la troisième, de 1843 ; la quatrième, de 1844... vingt années...; et une cinquième en 16 ans...

Pour établir un rapport comparatif exact, il faudrait n'y faire entrer que les faits similaires. Ce qui n'a pas été fait. Nous avons établi nos proportions sur des faits analogues, identiques. Tous les t eize premiers et les cinq derniers étaient afférents à la colique hépatique par concrétions biliaires, avec rétention de bile dans la vésicule du fiel.

Les cent trente observations du Traité de M. Fauconnier ont trait à tous les cas de calculs biliaires indistinctement, siégeant soit dans le foie, soit dans les canaux excréteurs, soit même dans les intestins. Extrayons de ces faits, recueillis de côté et d'autres, ceux qui sont dans les conditions *sine quâ non* des nôtres.

J'en trouve seulement vingt cas, compris les cinq de la récente publication, qui se rapportent aux coliques hépatiques par calculs biliaires.

Eh bien! sur ces vingt faits, nous en voyons trois seulement parmi ceux recueillis dans les archives, avec rétention de bile dans la vésicule; et aucun des douze propre à l'auteur ne signale cette rétention; si ce n'est cependant un seul (page 226) et encore est-il incertain. «Le sujet, avoue M. Fauconneau, d'après un mémoire à » consulter, n'ayant pas pu dire si, dans cette attaque (la première), » la région de la vésicule était tuméfiée... »

Une autre remarque, qui n'est pas sans quelque importance en l'espèce, c'est que les sujets de mes observations appartenaient au sexe féminin...

Dans les vingt-huit *ad equate* d'emprunt, on compte seulement trois femmes (pages 424, 427, 436)!!!

Oserons-nous dire qu'une forme phénoménale, que nous a montrée une observation attentive jusqu'à la minutie de nos malades, a pu échapper à un examen moins attentionné? On a signalé, et nous l'avons aussi constaté parmi les symptômes et signes des coliques hépatiques, des spasmes, des convulsions, des attaques éclamptiques. Qui affirmerait que ces phénomènes névrosiques, et surtout ces derniers, n'avaient pas les caractères que nous leur avons reconnus, et qui ont pu échapper à l'observation,

A moins que le hasard ne nous ait fait tomber sur de ces cas exceptionnels, comme on en voit en toutes choses, nous sommes convaincus que l'attention des observateurs, appelée sur ce sujet, viendra lui apporter de nouveaux faits confirmatifs.

En attendant, nous croyons pouvoir établir et maintenir la proposition suivante :

« L'hémi-eclampsie, quand elle fait partie des accidents de la colique hépatique, indique la rétention de la bile par concrétion biliaire, dans la vésicule du fiel. Comme cet épiphénomène ne se montre que dans ces conditions, il peut servir de signe diagnostique en l'absence de possibilité de constater l'état de la vésicule, comme dans notre 3e observation. » Ici l'obésité, l'extrême épaisseur des parois abdominales, ne permettait pas de reconnaître la vésicule. Les suites prouvèrent qu'elle avait dû être le siége de rétention.

TRAITEMENT. — De tous les moyens thérapeutiques qui ont été préconisés contre les affections calculeuses biliaires, celui qui a paru le plus efficace, comme le plus rationnel, est le remède de Durande. Pendant notre internat dans les hôpitaux de Paris, nous avons pu le voir expérimenter, particulièrement dans le service de notre éminent professeur M. Récamier. Témoin de ses effets, de ses résultats souvent efficaces, j'ai pu aussi l'être et du dégoût parfois insurmontable qu'il inspire aux malades, et de sa non tolérance pour certains estomacs, et des accidents qu'il a provoqués par son action irritante sur les organes gastro-intestinaux, aggravant ainsi les accidents au lieu de les calmer, inconvénients du faitde la thérébenthine.

C'est ce qui nous avait engagé à expérimenter dans notre pratique particulière. « Si un autre corps gras, que la térébenthine, » n'aurait pas les mêmes avantages sans en avoir les inconvé- » nients : l'huile de ricin nous parut pouvoir remplir ces condi- » tions. Sa saveur désagréable est complètement masquée par » celle de l'éther : celui-ci se mixtionne parfaitemnt avec l'huile « de ricin dont il corrige, d'une manière très remarquable, la vis- » cosité, qui en rend, on le sait, aussi l'ingestion difficile. »

» Comme les coliques hépathiques par calculs ou concrétions bi- » liaires sont quelquefois compliquées d'hépatite aiguë ou d'irri- » tation gastro-intestinale, on a bien moins à craindre de l'action » de l'huile de ricin dans ces cas que de celle de térébenthine. »

FORMULE :   Ether. . . . .   4 gr.
Huile fraîche de ricin . . .   60
Sirop de sucre.   30

à prendre par une ou deux cuillerées, toutes les demi-heures pour les premières, puis d'heure en heure.

Dans tous les cas de colique hépatique simple ou compliquée de congestions, d'inflammation du foie, de gastralgie, avec ou sans rétention de bile dans les vésicules, l'estomac, alors même qu'il rejetait tout ce qu'on lui avait fait ingérer, boisson ou médicament, supportait au contraire ce médicament sans s'insurger ; constamment il a suspendu les efforts des vomissements, calmé les douleurs ainsi que les accidents névrosiques. Toujours, dans les cas de rétention de bile par concrétions, il a provoqué, dans un assez court espace de temps, l'expulsion et l'évacuation et des concrétions et de la bile qu'elles retenaient dans la vésicule.

Ces effets, ces résultats que nous avions obtenus avant la publication de nos premières observations, n'ont pas failli dans celles que nous avons vues depuis.

Nous pourrions apporter à l'appui de nos propres observations le témoignage de nombreux confrères que notre publication avait engagé à essayer du moyen, les docteurs Lembert, Rigaud, Thyllaie et bien d'autres praticiens français et étrangers.

Au milieu de l'accueil des plus flatteurs que nous recevions à l'Académie royale de Médecine de Belgique, dans notre dernier voyage (juin), nous avons été particulièrement flatté de la déclaration que nous a faite un de ses membres les plus distingués, M. le docteur François, professeur de pathologie interne à l'université de Louvain, médecin de l'hôpital.

Qu'il me soit permis de la rapporter littéralement :

« Que je me félicite de trouver l'occasion de vous exprimer mes
» remerciements pour moi et mes malades. Depuis que j'ai pris
» connaissance de votre Mémoire sur les concrétions biliaires,
» j'ai employé et j'use du remède que vous y indiquez. J'ai
» recueilli trente cas, dans lesquels les effets et les résultats ont été
» constamment et absolument tels que ceux que vous avez ob-
» tenus, et qui ont dépassé mon attente. »

M. le Dr François doit publier incessamment ces faits.

L'érudit auteur du *Traité des calculs biliaires*, a jeté sur ce sujet une fin de non recevoir fondée sur des expériences et analyses chimiques. Il y revient dans ses nouvelles observations sur la colique hépatique, mais indirectement. « Il n'est pas de nouveau,
» dit-il, nécessaire de combattre le remède de Durande. Je crois
» avoir terminé et coulé cette question dans mon ouvarge. »

Comment agit ce médicament? Est-ce « en faisant cesser le
» spasme des canaux cholédoques et cystiques, qui permettent
» alors aux concrétions biliaires qu'ils retenaient emprisonnées de
» cheminer et d'être expulsées? Ramollit-il la surface de la con-
» crétion de manière soit à en diminuer le volume, soit à faciliter
» son glissement à travers la filière qu'elle doit parcourir pour son
» expulsion? L'huile a-t-elle quelque part à ces effets qui seraient
» plutôt du fait de l'éther? n'aurait-elle d'autre rôle que d'empri-
» sonner l'éther de l'empêcher de s'évaporer ou d'être absorbé
» avant que le mélange ne soit parvenu dans le duodénum, et mis
» en contact avec l'embouchure des canaux dans lesquels les
» concrétions sont retenues? ou bien n'agirait-elle que comme
» purgative et favorisant la prompte expulsion hors du canal
» digestif, des concrétions que l'action de l'éther y a fait par-
» venir? (1) »

Mais qu'importe et ses réactions chimiques et sa manière d'agir,
l'essentiel c'est que cette action soit incontestablement efficace.

Nous ne pouvons qu'exprimer un regret; c'est que **M.** Fauconneau
ait dédaigné l'essai de ce remède modifié comme nous l'avons fait.
Nous sommes persuadé que, si au lieu de recourir à des analyses
chimiques, il eût consulté l'expérience clinique, nous aurions à
joindre son approbation à celle de tous les praticiens qui en ont fait
usage dans les cas et conditions que nous avons indiqués.

Nous ne terminerons pas, toutefois, sans rappeler les réserves
que nous avons faites.

« On ne peut espérer cependant que ce remède réussisse tou-
» jours. Nous l'avons vu échouer dans trois cas qui présentèrent,
» quant aux symptômes, à la marche et à la terminaison subsé-
» quente, la plus complète analogie avec les faits qui viennent de
» fournir des exemples de son efficacité. »

Il est certain que quand il y a complication d'état inflammatoire,
comme hépatite, ainsi qu'il arrive assez fréquemment, quels que
soient d'ailleurs les rapports de cause et d'effet entre ces deux es-
pèces d'affection ; il sera convenable et prudent de débuter par les
anti-phlogistiques ou de les employer concurremment avec le remède. (*Observation* 5ᵉ.)

---

(1) Notre Mémoire cité.

— 15 —

Quoi qu'il en soit, nous nous croyons grandement fondé à établir cette seconde proposition.

« Le mélange d'éther et d'huile de ricin constitue le médicament le plus efficace contre les coliques hépatiques par concrétions biliaires. »

Relativement aux complications de ce genre d'affection avec l'hépatite aiguë et surtout la tendance de celle-ci aux récidives sans reproduction nécessaire de calculs ou concrétions, nous poserons une troisième proposition :

« Les cautères multiples, répétés, entretenus plus ou moins longtemps selon les cas, sur la région du foie, tiennent la première place parmi les résolutifs et les préservatifs de récidives généralement employés ; ils concourent du moins très notablement à leur efficacité. »

Encore quelques derniers mots pour couler à fond, nous l'espérons, une remarque élevée par M. Mojon (1) à propos de notre publication reproduite sans commentaire, dans le *Traité des Calculs biliaires*. Elle semblerait insinuer que les concrétions dont nous avons obtenues l'expulsion par l'administration de notre remède pourraient être le résultat d'une altération physicochimique de l'huile ingérée qui parcourt le trajet du canal intestinal, comme on trouve de ces concrétions dans les matières chez les personnes qui emploient abondamment l'huile d'olive pour assaisonner leurs mets.

M. Fauconneau aurait pu s'apercevoir que cette objection qu'il adopte légèrement porte à faux.

Dans les faits de M. Mojon, aucun des symptômes de concrétions biliaires, de coliques hépatiques n'avaient précédé la formation, et l'évacuatiou des concrétions margaraniques ou stéariques, provenant de l'altération de l'huile ingérée. Il en est de même dans l'observation citée d'après M. Merat (1) réclamant la priorité sur les remarques de M. Mojon. Il s'agit d'un malade, mort à la Charité, qui présenta les intestins farcis d'une grande quantité de matières semblables.

Il n'existe donc aucun rapport entre ces faits, si complaisamment rapportés par M. Fauconneau et les nôtres.

---

(1) Mémoire de la Société médicale d'émulation. 1806, tome 4
(2) Lettre de M. le D Mojon (REVUE MÉDICALE, avril 1844).